CONTRIBUTION A L'ÉTUDE

DES

CONDITIONS PHYSIOLOGIQUES DE L'ACTIVITÉ DE RÉDUCTION

DE

L'HOXYHÉMOGLOBINE

DANS LE

PROCÉDÉ HÉMATOSPECTROSCOPIQUE D'HÉNOCQUE

Par M. E. GAUTRELET

Docteur en pharmacie de l'Université de Paris,
Lauréat de l'Académie de Médecine et de l'Institut.

CLERMONT (OISE)
IMPRIMERIE DAIX FRÈRES
3, PLACE SAINT-ANDRÉ, 3

1901

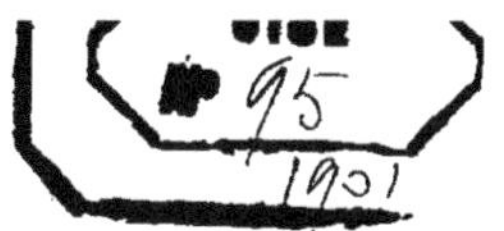

CONTRIBUTION A L'ÉTUDE DES CONDITIONS PHYSIOLOGIQUES DE L'ACTIVITÉ DE RÉDUCTION DE L'HOXYHÉMOGLOBINE DANS LE PROCÉDÉ HÉMATOSPECTROSCOPIQUE D'HÉNOCQUE

Par M. E. GAUTRELET

Docteur en pharmacie de l'Université de Paris,
Lauréat de l'Académie de Médecine et de l'Institut.

CLERMONT (OISE)
IMPRIMERIE DAIX FRÈRES
3, PLACE SAINT-ANDRÉ, 3

1901

CONTRIBUTION A L'ÉTUDE DES CONDITIONS PHYSIOLOGIQUES

DE

L'ACTIVITÉ de RÉDUCTION de L'OXYHÉMOGLOBINE

DANS LE

PROCÉDÉ HÉMATOSPECTROSCOPIQUE D'HÉNOCQUE

Par M. E. GAUTRELET

Docteur en pharmacie de l'Université de Paris.
Lauréat de l'Académie de Médecine et de l'Institut.

Messieurs,

Vous savez que l'étude spectroscopique du sang d'après la méthode d'Hénocque comporte deux opérations.

Dans la première, au moyen d'une cuve capillaire que l'on a remplie du sang à observer, et qui porte une graduation permettant de connaître pour chacun de ses points l'épaisseur limitée par les deux lames de verre la constituant, on dose le chiffre p. 100 d'oxyhémoglobine entrant dans la composition du sang en recherchant au moyen d'un spectroscope à vision directe l'épaisseur sous laquelle ce sang présente le phénomène des deux bandes d'absorption égales en intensité et en largeur (égalité de largeur comprise non pas au sens absolu du mot, mais au sens de l'occupation d'un nombre de longueurs d'ondes équivalent).

Dans la seconde, après avoir limité un volume quelconque de tissus (celui de la phalangette d'un doigt le plus habituellement) au moyen d'une ligature élastique on note, par l'observation des phénomèmes spectroscopiques se passant dans l'examen de la surface unguéale correspondante, le temps mis par l'oxyhémoglobine à passer à la forme réduite d'hémoglobine en cherchant le temps écoulé entre le moment où la ligature est faite et celui ou les deux bandes de l'oxyhémoglobine ont entièrement disparu pour faire place à la bande unique de l'hémoglobine réduite.

Si l'on appelle A l'activité de réduction, O l'oxyhémoglobine p. 100 dosée dans la première opération, T le temps en secondes constaté dans la seconde opération, on doit physiologiquement avoir, d'après Hénocque qui admet les chiffres normaux de O = 14 et T = 70 :

$$A = \frac{O \times 5}{T} = \frac{14 \times 5}{70} = \frac{70}{70} = 1.$$

De plus Hénocque a expliqué que l'activité de réduction dépendait physiologiquement de l'action des tissus sur l'oxyhémoglobine par échanges dialytiques dans les capillaires, et il a conclu que plus les échanges organiques généraux étaient intenses, plus la réduction oxyhémoglobinique était élevée, plus l'activité de réduction était rapide ; moins les échanges biochimiques généraux étaient actifs, moins la réduction oxyhémoglobinique était vive, plus l'activité de réduction était lente.

De telle sorte que l'on a admis jusqu'ici que : dans les manifestations diverses des maladies par ralentissement de la nutrition, — où les échanges organiques sont inférieurs à la normale d'après la théorie de Bouchard — l'on devait constamment trouver dans la seconde phase du procédé hématospectroscopique d'Hénocque un temps de réduction (T) supérieur à 5 fois le chiffre p. 100 (O) d'oxyhémoglobine dosé dans la première phase, autrement dit une activité de réduction (A) inférieure à la normale, c'est-à-dire faisant $A = \frac{O \times 5}{T}$ inférieur à l'unité.

Or, un de nos plus distingué collègue, le Dr Tripet, vous a montré accessoirement, Messieurs, dans l'une de nos dernières réunions, que dans certaines affections, telles que diabète et le rhumatisme que l'on classe, et avec raison croyons-nous, dans les maladies par ralentissement de la nutrition, — puisque la surélévation de l'acidité humorale y est constante, — le Dr Tripet, disons-nous, vous a exposé, sans vous l'expliquer, que dans ces affections la méthode hématospectroscopique d'Hénocque se trouvait en défaut, c'est-à-dire que le chiffre de l'activité de réduction y était généralement constaté supérieur à l'unité, tout comme si ces affections dépendaient d'un état d'exagération de la nutrition.

De plus dans une conversation particulière avec le Dr Tripet, nous avons appris de lui que : d'une part l'activité de réduction augmentait après les repas, d'autre part que chez les sujets dont l'examen hématospectroscopique correspondait à un temps très éloigné de tout repas, c'est-à-dire sinon à un jeûne absolu du moins à un jeûne relatif, on constatait encore une diminution du temps de réduction rendant le quotient de l'équation : $A = \frac{O \times 5}{T}$ supérieur à l'unité.

C'est donc à l'instigation du Dr Tripet que nous avons étudié ces anomalies de la méthode hématospectroscopique d'Hénocque ; et, puisque le programme de la séance d'aujourd'hui présente une lacune que vous nous autorisez à combler, nous allons essayer en quelques mots de résoudre devant vous cette question.

Tout d'abord, Messieurs dans la méthode spectroscopique d'étude de l'activité de réduction oxyhémoglobinique telle que notre savant collègue le Dr Hénocque en a formulé la technique, les conditions physiologiques de cette réduction par les tissus sont-elles entières ?

Nous ne le pensons pas ! Et les expériences ci-après vont vous le montrer.....

Comme nous le disions en avril 1900 dans notre thèse sur

la « *spectroscopie des pigments urinaires regardés comme normaux* » :

« Chez l'homme, le diamètre des globules rouges du sang ou hématies est en moyenne de 0 mm. 0077, c'est-à-dire de 7 μ 7 (Launois et Moreau).

Le diamètre des capillaires varie de son côté de 0 mm. 0150 soit 15 μ (os, muqueuse gastro-intestinale, à 0 mm. 0060 (6 μ) et même : 0 mm. 0050 (5 μ) (poumons, muscles) (Launois et Moreau-Béclard).

Le diamètre des capillaires est donc généralement inférieur à celui des globules rouges.

Et, de fait, quand on examine au microscope à un faible grossissement une membrane animale vivante et mince comme la patte d'une grenouille, on voit les globules, arrivant des artères, s'arrêter tout d'abord aux points de rétrécissement initiaux pour le système capillaire, puis se déformer par allongement et s'engager peu à peu dans les capillaires eux-mêmes où leur paroi poreuse, dialytique, s'applique exactement sur les parois également poreuses et osmosantes (à une seule tunique) des capillaires.

Si l'on examine de la même manière le réseau capillaire mésentérique d'une autre grenouille, le phénomène d'allongement des hématies ne s'observe pas ; et en même temps, on constate que la circulation est plus rapide dans les capillaires de ce tissu que dans les capillaires cutanés d'après la loi de Poiseuille sur les conditions générales de la circulation des vaisseaux à faible section. »

Eh bien, Messieurs, quand d'autre part on étudie dans les mêmes conditions microscopiques une section de tissu de l'homme ou d'animaux à sang chaud comme les mammifères, (le lapin par exemple), isolée au moyen d'une ligature élastique telle qu'on l'institue dans la méthode hématospectroscopique d'Hénocque pour la mesure du temps de réduction, que voit-on ?

On constate précisément que le diamètre des capillaires généraux correspondant à la section limitée par la ligature a augmenté de telle façon que les hématies au lieu d'y être engagés sous forme allongée, *sous forme de boudins*, comme cela se passe normalement dans la circulation capillaire générale y ont conservé leur forme presque discoïdale comme cela a lieu dans la circulation capillaire mésentérique ; et cela pour la raison que par suite de la ligature en question il y a eu — comme on le constate facilement (lorsqu'on desserre la ligature) par l'anémie locale qui décolore les tissus comprimés — paralysie vaso-constrictive des vaisseaux compris dans les tissus soumis à la ligature et, par phénomène réactionnnel, vaso-dilatation des vaisseaux sanguins situés au-dessus de la ligature, c'est-à-dire des vaisseaux dans lesquels se trouve inclus le sang examiné spectroscopiquement !

Que faut-il en déduire ?

Evidemment ceci : que dans la méthode hématospectroscopique d'Hénocque l'application de la paroi des hématies contre les parois des capillaires étant limitée à deux points au lieu de se présenter sous forme d'un contact presque complet les échanges dialytiques tissulaires sont presque nuls en ces conditions, la réduction oxyhémoglobinique constatée n'est due que pour une très faible part à des échanges dialytiques d'ordre désassimilatifs, cette réduction oxyhémoglobinique est certainement due pour sa plus grande part au milieu plasmatique au sein duquel les globules rouges sont plongés !

Et la preuve en est dans les constatations faites par M. Tripet — l'avions-nous déjà dit — que cette activité de réduction augmente :

Soit, de suite après les repas, lorsque les veines sus-hépatiques ont déversé dans le courant circulatoire général des produits d'assimilation digestive parmi lesquels un certain nombre comme les peptones, le glucose, sont des éléments incomplètement oxydés, donc réducteurs, c'est-à-dire capables d'emprunter dans la masse sanguine à l'oxyhémoglobine une partie de son oxygène en la ramenant à l'état d'hémoglobine simple ;

Soit, lorsque, par le jeûne, le sang étant privé des dits éléments d'assimilation incomplètement oxydés d'origine hépatique par alimentation il emprunte aux tissus de réserve une certaine quantité soit d'éléments ternaires, soit d'éléments quaternaires d'ordre désassimilatif pour subvenir aux combustions organiques destinées à l'entretien normal de l'énergie vitale, tant sous forme de calorique que sons forme de mouvement.

Donc, on peut concevoir que : dans les conditions expérimentales d'Hénocque, chez les diabétiques où le plasma sanguin est riche en glucose, chez les rhumatisants où le plasma sanguin est riche en créatinine, il faille à l'oxyhémoglobine un temps plus court pour être ramenée à l'état d'hémoglobine simple que à l'état normal où le plasma sanguin ne charrie pas de matériaux incomplètement oxydés en aussi grande abondance ; mais de cette constatation il ressort aussi qu'il est impossible de préjuger de ce qui se passe dans les conditions hémato-dialytiques normales !

Conclusions

1° Les conditions expérimentales de la méthode d'Hénocque pour la mesure hématospectroscopique de l'activité de réduction de l'oxyhémoglobine ne sont pas des conditions physiologiques ;

2° Il y a lieu de modifier cette méthode dans un sens permettant d'être placé en des conditions véritablement physiologiques (1).

(1) Société médico-chirurgicale. Séance du 11 février 1901.

Clermont (Oise). — Imprimerie Daix frères., 3, place Saint-André.

www.ingramcontent.com/pod-product-compliance
Ingram Content Group UK Ltd.
Pitfield, Milton Keynes, MK11 3LW, UK
UKHW012312240726
13966UKWH00005B/1824

9 782011 746399